Te 37/66

QUELQUES OBSERVATIONS

DE CHIRURGIE USUELLE.

QUELQUES OBSERVATIONS

DE

CHIRURGIE USUELLE

PRÉSENTÉES

A LA SOCIÉTÉ IMPÉRIALE DE MÉDECINE DE MARSEILLE

PAR

LE D' SIRUS-PIRONDI,

Chirurgien consultant des Hôpitaux,
Professeur-adjoint à l'École de Médecine,
Membre correspondant de la Société de Chirurgie de Paris,
Chevalier de l'Ordre Impérial de la Légion-d'Honneur.

MARSEILLE.
TYP. ET LITH. BARLATIER-FEISSAT ET DEMONCHY,
RUE VENTURE, 19.
—
1865.

QUELQUES OBSERVATIONS

DE

CHIRURGIE USUELLE [1]

PREMIÈRE SÉRIE.

Messieurs,

Les faits sur lesquels je viens appeler pour quelques instants votre attention, ne me semblent mériter les honneurs d'une communication académique, ni par leur rareté, ni par les difficultés qu'on a eu à surmonter, chirurgicalement parlant. Mais cette déclaration préalable étant faite, permettez-moi d'ajouter que des considérations d'un autre ordre, et non moins importantes peut-être, m'engagent à entrer aujourd'hui dans une voie que désormais je ne serai pas seul, je l'espère, à parcourir. Quoi qu'il en soit, exposons les faits d'abord, et laissons-leur le soin de nous dicter les conclusions.

[1] Extrait du *Bulletin des travaux* de la Société Impériale de Médecine de Marseille (Janvier 1865).

I

Le dernier bulletin de la Société de Chirurgie, (cette utile pépinière d'éminents chirurgiens qui tous font grand honneur à la science, et dont quelques-uns illustrent déjà leur pays) contient une petite discussion qui m'a vivement frappé, et dont le point de départ a été la description d'un procédé mis en pratique par M. Morel-Lavallée, pour extraire un corps étranger engagé dans l'urèthre.

Voici le résumé de l'observation : Un homme guéri jadis de rétrécissements par la dilatation uréthrale, avait conservé la bonne habitude de se passer des sondes et de les garder pendant quelques temps dans le canal. Dans une de ces manœuvres, la sonde lui échappe et disparaît vers la vessie. Cet homme est amené le lendemain dans le service de M. Morel-Lavallée, où quelques tentatives d'extraction sont faites par les élèves de garde, mais sans succès.

Après avoir constaté que le bout libre de la sonde se trouve à la racine de la verge, au milieu des bourses, M. Morel-Lavallée refuse de se servir des instruments spéciaux que les élèves avaient déjà préparés, et met en pratique le procédé suivant auquel il n'ose, dit-il, donner le nom de procédé du *passe-lacet* : saisissant avec le pouce et l'index d'une main la sonde à son extrémité libre ou uréthrale, il pince et plisse, avec l'index et le pouce de l'autre main, le canal de l'urèthre qu'il cherche à refouler vers le bout de la sonde. On comprend dès lors le mécanisme du retour de cette sonde vers le méat urinaire. Au fur et à mesure, en effet, que d'une main on fait en quelques sorte marcher l'urèthre en arrière, on achemine, de l'autre, la sonde en avant, imitant ainsi parfaitement bien la manœuvre des couturières voulant passer un lacet à travers une coulisse.

Au bout de quelques minutes, l'extrémité de la sonde étant arrivée à la fosse naviculaire, M. Morel-Lavallée n'eut plus qu'à la saisir avec une pince ordinaire; et il eût pu, dit-il, tout aussi facilement la faire sortir par le méat sans l'aide d'une pince, en prolongeant la manœuvre.

Après avoir d'abord contesté la nouveauté du procédé, en l'attribuant un peu à tout le monde, M. Voillemier a fini, dans le courant de la discussion, par en admettre la priorité en faveur de son collègue; et lorsque M. Morel-Lavallée a exposé un second fait à l'occasion duquel, et par un procédé tout aussi simple, il avait pu facilement extraire une éguille implantée dans les chairs au-dessus du coude, *sans incision préalable*, ils ont conclu d'un commun accord, et avec l'assentiment de leurs collègues, que le mérite d'un procédé devait se mesurer surtout à sa simplicité, à sa facilité, à son innocuité, et à la fréquence des accidents qui peuvent en réclamer l'emploi.

Tenir un pareil langage, Messieurs, c'est parler d'or; et, en apportant quelques nouveaux faits en preuve de la théorie, qu'on ne nous suppose pas, à notre tour, la mesquine intention de contester la priorité de tel ou tel procédé dont il serait souvent bien difficile de découvrir le premier inventeur, si inventeur il y a.

II

En 1855, un jeune homme est reçu, vers six heures du matin, dans la grande salle St-Louis de notre ancien Hôtel-Dieu, se plaignant de n'avoir pu uriner depuis l'avant veille, et souffrant de très vives douleurs dans la région scrotale. L'interne de service chercha immédiatement à sonder le malade ; mais le bout de la sonde fut arrêté par un corps dur et résistant vers la racine de la verge. Il cessa dès lors toute tentative en attendant notre arrivée.

Avant de procéder à un nouvel essai de cathétérisme, je tins à connaître d'abord les circonstances qui avait précédé l'accident ; et, quoique les détails suivants ne se rattachent pas à la question que je traite en ce moment, je ne crois pas inutile de les donner. Ayant donc déclaré au jeune malade que, faute de renseignements vrais, il pourrait s'exposer à des manœuvres aussi douloureuses que redoutables, il avoua *qu'à l'exemple de son père*, il avait voulu se suicider en introduisant un corps étranger dans l'urèthre ; et ce corps étranger c'était un tuyau de pipe dont la cheminée était restée dans la main du coupable. Une enquête ultérieurement faite m'apprit, en effet, que le père de ce jeune homme avait succombé aux suites d'un abcès urinaire déterminé par la présence d'un corps étranger dans l'urèthre. Il est seulement très permis de douter que l'intention d'un suicide ait été, chez le père comme chez le fils, le mobile d'un acte dont l'urèthre était le siége.

Connaissant dès lors la nature du corps étranger auquel nous avions affaire, mais ne sachant pas encore sa véritable position et la longueur de l'espace qu'il occupait, nous évitâmes d'abord, par un essai de cathétérisme au moins inutile, de le pousser plus loin dans le canal, et nous tâchâmes de reconnaître, en portant le doigt dans l'anus, quelle était sa position par rapport au col de la vessie. Il ne nous fut pas trop difficile de constater que le bout du tuyau avait franchi l'orifice uréthral interne, et, en cherchant à le pousser en avant, un bruit sec nous avertit qu'il était cassé, mais de façon pourtant à ce que le bout vésical fut encore retenu en avant et maintenu dans l'urèthre. Instantanément notre parti fut pris : sans déplacer le doigt, nous manœuvrâmes de manière à engager de plus en plus le fragment interne dans le canal ; et dès qu'il nous parut arrêté par le fragment antérieur, qui ne pouvait plus s'avancer par la seule impulsion de la force à *tergo* que nous venons de décrire, nous procédâmes à la manœuvre du *passe-lacet* sur le fragment antérieur, auquel nous fîmes assez promptement gagner un centimètre vers le méat. Dans la crainte que le fragment postérieur retombât dans la vessie, nous serrâmes fortement le gland de la main gauche, et avec l'index droit, introduit dans le rectum, nous reprîmes la première manœuvre en engageant le patient à faire de vifs efforts de miction. Un soubresaut imprimé à ce fragment le porta immédiatement à la rencontre de l'autre que nous avions fait avancer d'un centimètre, et nous les eûmes dès lors tous les deux sous les doigts pour pouvoir continuer sans dificulté, et avec un plein succès, leur recul vers le méat par le plissement de l'urèthre; avec cette différence, expliquée par la longueur inégale des fragments, que si des efforts de miction faisaient avancer celui qui se trouvait en arrière, ils ne pouvaient rien sur l'autre.

En vous présentant aujourd'hui le corps du délit, Messieurs, je vous ferai remarquer que le plus long de ces fragments a six centimètres de longueur; l'autre n'en a pas tout à fait quatre, mais en revanche il présente quelques incrustations calcaires, indice certain que ce tuyau avait séjourné dans la vessie pendant quelque temps. Du reste, le malade faisait remonter l'accident à trois jours, et ne s'était décidé à demander du secours que lorsque l'oblitération de la lumière du tuyau avait dû s'opposer au passage de l'urine.

Inutile presque d'ajouter que deux bains et quelques boissons raffraîchissantes suffirent à dissiper les légers symptômes inflammatoires qui avaient accompagné l'accident.

III

Il y a quelques années, un tout petit enfant, qui est grand garçon aujourd'hui, jouait avec sa jeune sœur, ou, pour parler plus exactement, deux enfants se taquinaient entre eux, lorsque la jeune fille, dans un moment d'impatience, pousse fortement son frère par l'épaule, sans prendre garde à une aiguille implantée dans l'ouvrage qu'elle tenait à la main. Une douleur assez vive fut d'abord ressentie dans le bras gauche par le petit garçon, mais on ne fit pas autrement attention à un fait qui ne paraissait avoir aucune importance, et personne ne prit garde à la disparition de l'aiguille. Cet incident était complètement oublié, lorsque, six mois après, l'enfant se plaignit de souffrir vivement vers le milieu de la région latérale externe du bras chaque fois qu'il exerçait un mouvement un peu vif; et, quoiqu'il affirmât à plusieurs reprises que quelque chose le piquait profondément dans les chairs, personne ne songea à la cause probable de cette douleur.

Appelé à visiter le bras de l'enfant, nous ne pûmes pas d'abord nous rendre compte exactement de la nature du petit corps dur que l'on sentait à une certaine profondeur au-dessous du biceps. Une chose pourtant nous frappa, c'est que ce petit corps produisait une sensation de piqûre beaucoup plus vive quand on le pressait dans un sens que dans l'autre, ce qui nous détermina immédiatement à le faire basculer sur l'os, du côté qui piquait le moins; et, en malaxant ensuite les chairs du côté de la peau à l'aide des deux pouces, nous parvînmes à faire arriver l'extrémité la plus aiguë du petit corps sous la peau, qui fut d'autant plus facilement traversée que l'autre extrémité, comme nous l'avons dit, s'arcboutait contre l'os. Dès que la pointe de l'aiguille (car c'en était bien une) eut traversé la peau, ne voulant pas abandonner la position que j'avais prise, laquelle maintenait l'aiguille en vue, j'engageai la mère de l'enfant à saisir cette pointe avec les pinces de ma trousse, et l'extraction fut faite en beaucoup moins de temps que je n'en mets à le raconter. C'est alors qu'on se souvint de ce qui était arrivé six mois auparavant.

Il s'en faut pourtant que tous les accidents de cette nature aient une issue aussi facile ; et si des faits analogues au précédent et à celui raconté par M. Morel-Lavallée, peuvent encourager à tenter d'abord des manœuvres chirurgicales si simples, il en est d'autres qui réclament une intervention plus sérieuse, et peuvent même exposer le chirurgien à faire fausse route s'il n'agit pas avec prudence. L'observation suivante nous paraît, sous ce rapport, digne d'intérêt.

A la fin de juillet de cette année (1864), on me fait visiter une femme de trente-deux ans, qui depuis longtemps est dans l'impossibilité de se servir de la main droite. Celle-ci présente, en effet, une tumeur dépassant la grosseur d'une noix, ellipsoïde, et qui paraît avoir son siége sur le bord radial de l'extrémité inférieure du deuxième métacarpien. On dirait que la tête de celui-ci a triplé ou quadruplé de volume. La tumeur est dure, à peine sensible. Elle ne présente ni chaleur ni rougeur. Les mouvements spontanés de l'articulation métacarpo-phalangienne sont abolis ; ceux qu'on lui imprime sont possibles mais douloureux. L'index reste demi fléchi sur la région palmaire.

J'engage cette jeune femme à entrer dans notre service de la clinique à l'Hôtel-Dieu, où elle est reçue le 9 août, et couchée au n° 31 de la salle Ste-Elisabeth.

En interrogeant de nouveau cette malade, elle nous parle d'une chute faite de son lit, *et pendant un cauchemar*, à l'époque où elle a commencé à souffrir de la main ; elle nous dit encore avoir entendu un bruit de craquement suivi de vives douleurs dans la région malade, pendant qu'elle était occupée à faire marcher une machine à coudre ; accident qui remonterait environ à trois mois. Nous complèterons tout à l'heure ce qui concerne l'histoire de la chute du lit, mais qu'il nous soit d'abord permis de faire observer qu'en réunissant ces divers renseignements aux notions fournies par l'examen direct, la première pensée du chirurgien devait être qu'il avait affaire à une fracture, dont le cal difforme ou incomplet, à cause du jeu des fragments osseux, avait pu entretenir un travail inflammatoire profond, une ostéite ou ostéo-périostite, expliquant ainsi le gonflement, la douleur, la gêne des mouvements etc.

Quoiqu'il en soit, il fallait agir avec prudence et réserve, et, tout en étant décidé à pratiquer la résection du métacarpien, et à sacrifier même l'index si l'articulation métacarpo-phalangienne était malade, je procédai tout comme s'il eut été permis d'espérer que la résection même ne serait pas nécessaire; et bien m'en prit.

Ayant fait chloroformer la malade, une incision fut pratiquée le long de la face postérieure du deuxième métacarpien, s'étendant d'une extrémité à l'autre. Les tendons de l'extenseur commun et de l'extenseur propre ayant été ménagés et suffisamment écartés, j'arrivai graduellement sur le périoste, et grande fut notre surprise de trouver l'os parfaitement intact et sain.

Cependant en explorant profondément la plaie, je sentis à son angle supérieur un petit corps dur, pointu, paraissant tenir à l'os tout en conservant une certaine mobilité. Etait-ce une esquille ? Cela n'était guère probable d'après l'état normal de l'os. Quoiqu'il en soit, sans quitter de l'index droit le petit corps mobile, je le saisis solidement avec une pince tenue de la main gauche, et j'amenai un fragment d'aiguille long de vingt-un millimètres, de grosseur moyenne, et coudé à six millimètres de sa pointe, qui se trouvait implanté entre l'os et le périoste. Tout naturellement je supposai que l'autre moitié du corps étranger ne pouvait être loin ; et en continuant à explorer la plaie, je découvris un second fragment à l'angle inférieur, près de l'articulation métacarpo-phalangienne, implanté tout aussi profondément, et qui put cependant être enlevé sans difficulté. Mais ici nouvelle surprise ; ce fragment appartenait à une épingle en cuivre, tandis que le premier avait appartenu évidemment à une aiguille en acier. La plus minutieuse exploration ne me faisant plus rien trouver je crus devoir laisser fermer la plaie dont la cicatrisation fut entravée pendant quelques jours par un érysipèle phlegmoneux, qui n'empêcha pourtant pas la guérison d'être complète au bout de quinze jours.

Sauf un peu de raideur dans l'articulation, les fonctions de la main et des doigts avaient à peu près repris leur intégrité. Il restait cependant quelques légères douleurs ressenties de temps à autre par la malade, non plus au dos de la main, mais, cette fois, à la région palmaire. Elle quitta l'Hôtel-Dieu le 5 octobre ; mais nous ne la perdîmes pas de vue, et voici le complément de l'observation recueilli six semaines après.

Du 20 au 25 novembre, inflammation très vive de toute la région palmaire avec impossibilité de fléchir l'index ; rougeur et gonflement, point de fluctuation, mais en pressant fortement avec l'index sur l'espace inter-osseux qui sépare le second du troisième métacarpien, on détermine une douleur très-vive que la malade compare à une piqûre profonde.

Convaincu cette fois de la nature de la cause qui pouvait déterminer de pareils accidents, je n'hésitai pas à inciser sur le point douloureux, tout en procédant avec les précautions commandées par la région, et j'arrivai jusqu'à l'espace inter-osseux en avant duquel je sentis et j'enlevai deux centimètres et demi d'une épingle en cuivre à laquelle il ne manquait plus que la tête, en la complètant par le fragment enlevé dans la première opération.

Il nous restait encore à chercher la seconde moitié de l'aiguille, que nous retrouvâmes en prolongeant l'incision en haut vers l'articulation carpo-métacarpienne. Le plus court de ces quatre fragments mesurait dix-neuf millimètres.

Les suites de cette seconde opération ont été encore plus heureuses que celles de la première, et cette femme se sert aujourd'hui de sa main comme si elle n'y avait jamais eu le moindre accident. Ce n'est cependant qu'après guérison complète que nous avons obtenu le renseignement le plus important, celui qui nous avait fait jusque là complètement défaut.

Pendant longtemps cette femme a été atteinte d'accès nerveux, épileptiformes, déterminés par des abus auxquels elle n'est plus exposée aujourd'hui. Dans un de ces accès, survenu pendant la nuit, elle s'était roulée sur la descente de lit au milieu de laquelle s'était vidé, sans qu'on s'en aperçut, un étui à aiguilles. On comprend le reste; et ce fait prouve une fois de plus combien les moindres commémoratifs sont indispensables, et à quelles erreurs fâcheuses on peut s'exposer en procédant avec trop de précipitation.

Du reste, ces erreurs commises faute de renseignements exacts ne peuvent pas seulement être préjudiciables au point de vue de la pratique chirurgicale. Elles peuvent parfois aussi suggérer un diagnostic qui porte inutilement le trouble et le découragement dans les familles, ainsi que le prouve l'observation suivante que nous croyons utile de joindre à celles qui précèdent.

Un jeune homme de 25 ans, d'origine lombarde, d'une santé florissante, envoyé à Marseille et recommandé à une de nos principales maisons de commerce, est invité par le chef de cette maison à passer un dimanche à la campagne. S'amusant avec d'autres jeunes gens à jouer aux barres, il ne peut se retenir dans un élan, tombe sur une bâche, frappe de la poitrine, casse plusieurs vitres, et en se relevant trouve le devant de sa chemise mouillé de sang par suite de deux *légères égratignures* placées en dedans du sein droit, d'un aspect assez insignifiant pour ne mériter une attention ultérieure ni des assistants ni du malade lui-même. Huit mois se passent, pendant lesquels notre jeune homme avait complètement oublié cet accident, lorsque, sans rhume préalable, il est tout-à-coup pris de quintes de toux arrivant par accès irréguliers et accompagnées par une forte oppression chaque fois qu'il montait un escalier, marchait un peu vite, ou se livrait à un effort quelconque. Ces symptômes coïncidant avec de la pâleur, perte complète de l'appétit et amaigrissement, ce pauvre jeune homme eut un moment de désespoir dont les conséquences auraient pu être funestes. Ses parents étant arrivés à Marseille mon père fut d'abord appelé à donner ses soins au malade, et il ne pouvait se rendre compte de phénomènes généraux graves avec absence complète de signes locaux sérieux, lorsque apparurent coup sur coup trois accès de fièvre précédés d'un long frisson. C'est après le troisième accès que mon père m'invita à aller voir le malade avec lui.

Le premier renseignement recueilli, en arrivant auprès du malade, fut que pendant la nuit une douleur excessivement violente avait apparu derrière le dos, dans un point d'où paraissait partir maintenant la gêne éprouvée dans l'acte respiratoire. Procédant attentivement à l'examen de la région indiquée, je trouve dans le cinquième espace intercostal, et tout près de la gouttière vertébrale, un gonflement avec rougeur circonscrite, et donnant à la palpation la sensation non équivoque d'une suppuration profonde. Cette suppuration me parut suffisamment concorder avec les accès de fièvre sus indiqués, et je proposai une incision qui fut immédiatement acceptée. Il s'écoula aussitôt par la plaie un peu de pus, moins cependant que je ne m'y attendais ; et voulant élargir la plaie à l'aide de la sonde cannelée, celle-ci fut arrêtée par un corps dur, à son éclatant. J'agrandis l'ouverture ; je glissai la sonde, non sans quelque difficulté, au dessous de l'extrémité du corps que je touchais, je l'emmenai vers l'orifice de la plaie, et j'enlevai un morceau de verre de sept centimètres et demi de longueur sur un de largeur, à l'extrémité la plus rapprochée de la plaie, trois au milieu et deux et demi environ à l'autre extrémité, formant ainsi un quadrilatère très irrégulier. Revenu de sa stupéfaction le malade nous raconta la chute qu'il avait faite dix mois auparavant, et nous constatâmes alors la cicatrice d'entrée qui se trouvait à deux travers de doigt en dehors et à droite du sternum entre la cinquième et la sixième côte. Il n'y eut pas le moindre accident consécutif à cette petite opération ; la santé de ce jeune homme fut promptement rétablie. Nous avons eu occasion de le revoir plusieurs années après l'accident dont il ne se souvenait que pour rire de ses terreurs.

IV

Le titre que j'ai donné à cette communication m'engage à joindre aux faits qui précèdent trois autres observations d'un intérêt relatif, mais qui coopèreront, je l'espère, à mieux motiver les conclusions auxquelles nous voulons arriver.

En 1853, j'ai publié dans la *Revue thérapeutique du Midi* (tome v page 293) l'observation d'un corps étranger (1) extrait du conduit auditif par un procédé particulier que l'on pouvait appeler *levier hydraulique*. Ce procédé consiste à introduire goutte à goutte, et à l'aide d'une seringue d'Anel, à canule filiforme, une certaine quantité d'eau derrière le corps étranger dont elle force le déplacement. Je disais alors que si la simplicité du procédé m'engageait à publier le fait, j'ignorais si dans une circonstance analogue le même procédé nous fournirait le même résultat.

Depuis 1853, si j'ai plusieurs fois observé des corps étrangers introduits volontairement ou fortuitement dans le canal auditif externe, je n'ai vu que trois cas où cet accident ait motivé une certaine préoccupation de la part du chirurgien. Dans l'un de ces cas, la manœuvre par le levier hydraulique a parfaitement

(1) Tête de crayon en ivoire.

réussi : il s'agissait d'un cristallin de poisson, de la dimension d'un petit pois-chiche, qu'un jeune enfant de cinq ans s'était enfoncé aussi profondément que possible. J'eus beaucoup de peine à faire passer la canule filiforme entre la surface tégumentaire, qui commençait à se gonfler en bourrelet, et le corps étranger. Cette difficulté fut telle, qu'après quelques essais, je fus presque tenté de passer au milieu du cristallin lui-même, en agissant avec la canule en guise de vrille. Mais, il y avait là deux inconvénients : d'abord celui d'oblitérer la canule, inconvénient auquel on pouvait obvier, il est vrai, en la retirant pour la déboucher et en la replaçant ensuite ; et celui plus sérieux de blesser le tympan après avoir traversé, par un mouvement trop brusque, l'épaisseur du corps étranger. Je préférai donc reprendre la première tentative à la circonférence même de ce corps, et, cette fois, je parvins au but désiré. L'injection n'était pas parvenue, en effet, au tiers de la capacité de la seringue, que le corps étranger se déplaça et glissa au dehors presque par sa propre impulsion.

Dans la seconde observation, le levier hydraulique aurait pu donner des résultats diamétralement opposés à ceux qu'on attendait, et voici pourquoi : il s'agissait d'un enfant de sept ans qui s'était introduit dans l'oreille gauche un gros haricot de Soissons. On s'était déjà livré à quelques manœuvres consistant à essayer des crochets mousses, après avoir humecté la région avec de l'huile. Le résultat avait été malheureusement peu favorable, car, soit par imbibation du liquide (l'accident datant déjà de deux jours), soit par suite du gouflement du conduit auditif déterminé par l'irritation consécutive aux divers essais tentés avec des instruments plus ou moins durs, il était devenu absolument impossible d'avoir une prise quelconque entre le tégument et le haricot. Inutile d'ajouter que les douleurs devenant de plus en plus intolérables il était urgent d'agir.

Réfléchissant à ce que le corps étranger auquel nous avions affaire se compose ordinairement de deux moitiés parfaitement semblables, qui ne sont maintetenues collées l'une à l'autre et immobilisées que par une capsule fibreuse d'enveloppe, j'incisai la capsule avec la pointe d'un bistouri convexe et j'en écartai les bords ; je tâchai ensuite, avec une petite baguette en bois, coupée en coin très mince, d'écarter les deux moitiés du haricot, et j'y parvins. Remplaçant alors le coin par une petite pince à dents de rat, je pus enlever avec la plus grande facilité, et successivement, les deux moitiés du haricot du fourreau qui les enveloppait; et le fourreau lui-même, c'est-à-dire la capsule d'enveloppe, fut ensuite retiré sans le moindre obstacle.

Le troisième fait, qui s'est offert à notre observation tout récemment, paraissait devoir présenter plus de difficultés par la nature même du corps étranger.

Deux petites filles jouant ensemble dans la boutique d'un charbonnier, la plus âgée *bourra* l'oreille droite de la plus jeune, ayant à peine trois ans et demi, avec des graviers d'une certaine dimension ramassés dans la rue. Les parents s'en étant aperçus crurent, en lavant fortement l'oreille avec une éponge, pouvoir débarrasser le conduit des corps étrangers qu'il contenait ; mais il arriva précisément tout le contraire de ce qu'on espérait. Sans doute l'eau avait d'abord un peu ramolli les graviers, mais ces graviers avaient de nouveau durci en séchant, et ne formèrent bientôt plus qu'un seul et même corps mural que je ne sus réellement tout d'abord comment attaquer ; moins encore par notre levier hydraulique que par tout autre moyen, ne voulant pas m'exposer à produire sur les couches profondes le résultat que l'on devait à l'eau essayée extérieurement.

Je pensais alors que si je parvenais à *broyer* la couche la plus superficielle de ce mastic j'aurais bientôt raison du reste ; et, partant de cette idée, j'ai eu recours à la petite pince à trois branches imaginée par Civiale pour la lithotritie uréthrale. Après avoir introduit la pince fermée jusqu'au corps étranger, j'en ai écarté les branches graduellement et les ai fixées, par le pas de vis, de façon à écarter modérément les parois auriculaires, sans réveiller trop de douleur. Poussant alors le petit foret central, j'ai agi sur la couche dure avec une pression suffisamment ménagée, et après une manœuvre qui n'a pas été trop longue ni surtout douloureuse, j'ai eu la satisfaction de faire tomber la première couche du bouchon mural, suivie par les graviers plus profonds que j'ai entraînés facilement à l'aide de deux ou trois petites douches.

Chez ces deux derniers malades, huit ou dix jours

de soins ont été réclamés par une légère inflammation du conduit auditif, promptement guérie du reste et sans la moindre atteinte des fonctions de l'organe.

Telle est, Messieurs, la première série de faits que je tenais à vous communiquer. Parmi ces faits, les uns datent déjà de quelques années, les autres sont beaucoup plus récents ; tous appartiennent à la chirurgie usuelle, à la *petite chirurgie* si vous voulez, mais, peut-être, n'en paraîtront-il pas moins dignes d'intérêt.

J'ai le projet de ne pas m'en tenir là, et de résumer successivement, dans diverses séries, plus de vingt années de pratique médico-chirurgicale, dont quatorze déjà dans les hôpitaux. J'ajouterai que ce projet ne date pas d'aujourd'hui ; et si je n'y ai pas donné suite plus tôt, ce n'est certes point par *nonchalance* scientifique. J'attendais une occasion favorable; et parfois aussi, l'avouerai-je, j'ai été retenu par la crainte d'augmenter, à mon insu, le nombre déjà trop grand des inventeurs de choses trouvées.

Du reste, puisque j'ai prononcé le mot de *nonchalance*, que mes honorables collègues me permettent de terminer ces pages, en disant que c'est là une formule de reproche dont on gratifie trop facilement le corps médical de notre Provence, et contre laquelle il serait facile, je l'espère, de nous inscrire tous en faux.

Il est, en effet, dans vos habitudes, je le sais, de noter soigneusement les faits qui passent journellement sous vos yeux ; mais, par suite d'un système qui ne me paraît pas bon, on se hâte parfois de publier ceux que l'on trouve extraordinaires, et l'on passe sous silence tous les autres, beaucoup plus nombreux, et qui ne sont certes pas les moins utiles à la pratique.

Eh bien! changeons de système; et profitons mieux que par le passé des divers moyens de publication spéciale qui nous sont offerts, et qu'il dépend de nous de faire prospérer. L'art, assurément, n'y perdra rien, et il ne m'appartient pas de dire si la science y gagnera quelque chose.

DEUXIÈME SÉRIE DES OBSERVATIONS

DE

CHIRURGIE USUELLE,

Par le docteur SIRUS-PIRONDI.

Chirurgien consultant des Hôpitaux, Professeur-adjoint à l'École-de-Médecine, Membre correspondant de la Société Impériale de chirurgie de Paris, Chevalier de la Légion-d'Honneur.

Encouragé par l'accueil qu'on a bien voulu faire à ma première série d'observations de chirurgie usuelle, je poursuis mon projet et je commence la deuxième série par le récit d'un fait qui se rattache assez directement à celui qui a motivé la précédente publication.

Il s'agit pour cette fois encore d'un corps étranger retenu dans l'urèthre rétréci, et dont l'extraction aussi simple que facile a été due uniquement au hasard et sans nulle participation de la volonté du chirurgien.

Considérant toutefois que ce qui a été dû au hasard dans un cas, pourrait parfaitement servir de guide dans un autre, je n'hésite pas à accorder une certaine importance à l'observation suivante.

I.

Dans la soirée du 19 août 1865, un jeune homme, bien constitué, est reçu dans notre service de la clinique, et accuse, en même temps qu'un besoin pressant d'uriner, l'impossibilité de faire sortir une seule goutte d'urine par l'urèthre. Cet état persiste depuis plusieurs heures, à dater du

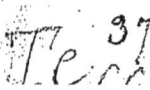

moment où ce jeune homme, voulant s'introduire une bougie dans le canal, pour y maintenir une perméabilité convenable, (après un traitement suivi pour des coarctations uréthrales), a eu le malheur de casser la bougie dans le rétrécissement même.

L'interne de garde cherche en vain à pénétrer dans la vessie avec des sondes en argent dont il essaie divers calibres. On donne un bain au malade et on attend l'arrivée du chef de service.

A notre visite du 20 au matin, le malade ajoute aux renseignements précédents que la bougie était d'un très-petit calibre, que depuis plusieurs mois il éprouvait une grande difficulté à l'introduire dans la vessie une fois par semaine, et que cette bougie étant déjà usée, s'était cassée dans le rétrécissement même, lorsqu'il avait voulu la retirer, n'ayant pu franchir ce rétrécissement pour arriver à la vessie.

Au dire du malade, la portion de bougie restée dans l'uréthre doit avoir de deux à trois centimètres de longueur.

Il est évident qu'en supposant le récit du malade parfaitement exact, et vu le laps de temps depuis lequel ce bout de bougie était retenu par le rétrécissement, et par cela même ramolli par l'urine, on ne pouvait songer d'abord qu'à deux moyens pour en débarrasser le malade et rétablir la perméabilité du canal : saisir ce bout, si c'était possible, en avant du rétrécissement ; ou le refouler dans la vessie, sauf à l'y reprendre plus tard ; et en cas d'insuccès, il ne restait d'autre ressource au chirurgien que l'uréthrotomie interne ou externe.

Le rétrécissement était placé vers la partie la plus profonde de la portion membraneuse du canal. J'introduisis la petite pince de Civiale, après avoir enlevé le forêt ; j'en écartai les branches avec soin et modération une fois arrivé en face du rétrécissement ; mais il me fut impossible de rien saisir. Si tant est que le bout de la bougie eût d'abord dépassé en avant la longueur du rétrécissement, les essais de cathétérisme avec les sondes métalliques devraient avoir repoussé ce bout, et, pour ainsi dire, rabattu comme la tête d'un clou.

A trois reprises différentes, n'ayant pu rien saisir avec la pince, ni rien refouler avec une sonde métallique de petit calibre, l'urgence d'évacuer la vessie devenant d'ailleurs de plus en plus pressante, je voulus tenter le passage d'une nouvelle bougie en caoutchouc, dans le but principal de frayer une petite voie à l'uréthrotome interne, avant d'en venir à une opération beaucoup plus grave.

Après divers tâtonnements, je parvins à engager la nouvelle bougie dans le rétrécissement, au milieu duquel je la poussai aussi loin que possible, mais sans pouvoir le franchir; et tous mes plus patients essais restant infructueux, je me décidai à retirer cette bougie, pour aviser enfin à un moyen plus radical, lorsque, à notre grand étonnement, et à la satisfaction non moins grande du malade, qui put immédiatement uriner, je ramenai avec la nouvelle bougie, le fragment de l'ancienne qui avait été brisée dans le canal deux jours auparavant. Ce fragment s'était collé sur le bout de notre bougie, et si exactement, que nous eûmes quelque peine à l'en détacher. La longueur de ce fragment que nous avons conservé, est de quatorze millimètres, et son diamètre n'atteint pas tout à fait deux millimètres et demi.

Assurément à vouloir le faire exprès, on n'aurait jamais pu mieux réussir, et l'exemple au besoin ne sera pas perdu.

Quant au malade, trop satisfait du résultat obtenu, il n'a pas voulu se soumettre au traitement ultérieur que je lui proposais pour le débarrasser de son rétrécissement, et s'est contenté des effets obtenus par une dilatation graduée renouvelée pendant deux jours.

Le hasard, disais-je plus haut, fait parfois plus que la volonté du chirurgien; mais il dépend toujours de la volonté du chirurgien de savoir tirer parti des faits que le hasard soumet à son observation.

En voici un nouvel exemple à l'occasion duquel je ne suis pas fâché d'appeler l'attention sur une manière fort simple de traiter certaines affections catarrhales des voies lacrymales qui précèdent si souvent la formation des tumeurs de ce nom.

II

Personne n'ignore toutes les difficultés que l'on rencontre parfois pour guérir la dacryocystite la plus simple, en apparence, et l'on sait également que l'inflammation du sac longtemps prolongée est présque inévitablement suivie d'altérations organiques amenant l'apparition de petites tumeurs, d'abord faciles à vider par la plus légère pression, mais qui finissent par se transformer en véritables tumeurs lacrymales.

Tous les chirurgiens ont pu constater combien les unes et les autres, résistent aux émollients, aux fumigations nasales, aux résolutifs, aux injections et au cathétérisme, et tous aussi ont pu rencontrer des malades qui n'étaient guère disposés à se soumettre à l'emploi de moyens plus radicaux, tels par exemple que la perforation de l'unguis ou l'oblitération du sac.

Placé donc souvent, comme la plupart de mes confrères, en face de ces cas, sans gravité sans doute, mais dont le traitement est d'une longueur désespérante et le résultat presque toujours fort incomplet, je fus, à deux reprises différentes, fort surpris de voir une guérison prompte et radicale se montrer, à la suite d'un érysipèle survenu accidentellement à la face.

Ces deux faits me donnèrent à réfléchir, et je me demandai si, en présence de dacryocystites chroniques, existant chez les sujets ordinairement lymphtiques, on ne pourrait pas tenter de déplacer la phlegmasie du sac en produisant artificiellement un petit érysipèle limité à la région oculonasale.

Il s'agissait de trouver d'abord un moyen propre à irriter suffisamment la peau, sans dépasser le but qu'on se proposait d'atteindre ; de trouver aussi un sujet qui voulût se prêter à ce premier essai, quelque exempt qu'il nous parût de tout danger sérieux ; d'entreprendre ensuite cet essai en dehors de l'influence nosocomiale.

Ces trois conditions ont pu être facilement remplies. La première, à l'aide de l'emplâtre de thapsia ; la seconde et la troisième par une jeune fille de 16 ans, habitant un des quartiers les mieux aérés de notre ville.

Après avoir donc taillé un petit emplâtre de thapsia, ayant 35 millimètres de longueur et huit de largeur, je l'ai placé au-dessous du tendon du muscle orbiculaire, le long de l'apophyse montante du maxillaire supérieur et le plus près possible du trajet du sac lacrymal et du canal nasal. Au bout de trente-six heures, il a fallu lever l'emplâtre, au-dessous et autour duquel apparaissait un eczéma érysipélateux, s'étendant un peu à la joue et surtout aux paupières.

Quelques fomentations de mauve tiède ont eu bientôt raison de la rougeur et du gonflement érysipélateux, qui ont disparu dans l'espace de trois ou quatre jours, en même temps que la dacryocystite qui existait depuis plusieurs mois, et qui avait opiniâtrément résisté à tous les moyens antérieurement employés.

Ce premier exemple a été suivi de plusieurs autres, et si le moyen fort simple que j'indique ne réussit pas toujours, et quand même sans récidive, ce que je n'ose espérer et encore moins promettre, il se recommande du moins par sa simplicité et son extrême bénignité.

On peut, du reste, varier la nature des moyens si l'on accepte la donnée qui nous a servi de guide. Tout ce que je puis affirmer, c'est que s'il a fallu parfois laisser l'emplâtre un peu de temps en place, ou l'enlever prématurément, d'après le plus ou moins de sensibilité cutanée des sujets, dans aucun cas je n'ai exposé le malade à aucun accident qui pût nous faire regretter l'emploi de cette thérapeutique substitutive et provocatrice.

II

Le 22 octobre 1865, au moment où la moindre indisposition des organes digestifs inspirait le désir d'avoir le plus promptement possible l'avis du médecin, un palefrenier est expédié à Marseille d'une des campagnes sises sur les collines de Ste-Marguerite.

Il part à nuit close, sur un cheval un peu vif qu'il ne retient peut-être pas assez, pressé par un zèle facile à comprendre. Arrivé au grand trop au bas d'une descente et se tenant à la droite du chemin pour éviter la rencontre des charrettes et autres véhicules remontant la route, ce palefrenier n'aperçoit pas un tas de pierres contre lequel le cheval heurte et s'abat. Le cavalier, lancé en avant avec toute la force d'impulsion acquise, est pourtant retenu sur la tête du cheval par son pied passé dans l'étrier, cet étrier se trouvant immobilisé lui-même par le tas de pierres au milieu duquel il s'est en quelque sorte implanté.

Le cheval se relève aussitôt, et le jeune homme, doué d'une énergie peu commune, quoique souffrant horriblement de son pied droit qu'il croyait brisé, a encore la force de se remettre en selle, de parcourir un trajet de trois quarts d'heure pour arriver en ville, se rendre à notre demeure, exécuter une autre commission qu'on lui avait donnée et retourner à la campagne sans jamais descendre de cheval; car il ne se sentait pas la force de se tenir debout.

Après un nouveau trajet d'une heure, c'est-à-dire deux heures environ après la chute, notre blessé arrive à la campagne, et, en ce moment, la douleur ressentie au pied droit est tellement forte qu'il s'évanouit en descendant de cheval.

Sans m'en douter, je suivais le pauvre cavalier de très-près, et à peine arrivé auprès de lui, je me hâtai de fendre la botte à l'aide de forts ciseaux; j'en fis autant pour le bas, et en découvrant le pied atteint déjà de gonflement, je constatai que la lésion principale, existant à la ligne de réunion du tarse avec le métatarse, consistait en une déformation du pied offrant tous les caractères les plus positifs de la luxation de l'astragale, dont la face articulaire antérieure dépassait le dos du pied de près de un centimètre, et dont le bord supérieur tendait la peau de façon à la menacer d'une perforation immédiate.

Le malade étant assis sur une chaise, je fis immobiliser la jambe dans l'extension et maintenir le mollet appuyé sur le genou d'un premier aide. Un deuxième aide, assis par terre, saisit et immobilisa le talon. De mon côté, placé en face du blessé, et saisissant à pleine main les orteils et le métatarse, contre la face plantaire duquel j'arcboutai en quelque sorte les index, pendant que des deux pouces j'appuyais légèrement sur l'astragale, je tirai directement en haut les orteils et le métatarse, et à la seconde tentative, j'obtins la réduction avec plus de facilité que je ne l'aurais cru d'abord, quoique ayant dû dépenser beaucoup de force.

Le pied reprit immédiatement sa forme ordinaire, et je pus faire transporter le blessé dans son lit où j'immobilisai la jambe à l'aide de petits coussins, après avoir enveloppé le pied de compresses et de bandes, que l'on devait maintenir sans cesse imbibées d'eau froide, mais non à la glace, et très légèrement vinaigrée.

La nuit fut agitée et sans fièvre. Mais 24 heures après l'accident, survint une fièvre intense, avec douleur locale très-vive, insupportable même, et accompagnée d'une coloration suspecte à l'extrémité antérieure du pied. Je fis appliquer 40 sangsues au tiers inférieur de la jambe, un peu au-dessus des malléoles, avec recommandation de faciliter l'écoulement du sang par quelques cataplasmes tièdes. Je remplaçai également par des fomentations tièdes autour du pied, les applications d'eau froide qui avaient d'abord été indiquées, et qui produisaient actuellement une sensation douloureuse, et je prescrivis le tartre stibié en lavage.

Nuit extrêmement agitée; point de changement dans l'intensité de la douleur et dans l'état de gonflement considérable du pied, avec tension très-forte des téguments, dont la coloration se fonce de plus en plus ; il y a en outre apparition de deux ou trois phlyctènes sur le dos du pied, tout près du gros orteil.

Cataplasmes de farine de lin tièdes et arrosés d'huile d'amandes douces légèrement laudanisés autour du pied. Nouvelle application de trente sangsues à la même région, c'est-à-dire au dessus des malléoles ; tartre stibié en lavage, tisane vineuse et quelques bouillons.

L'écoulement de sang a été encore plus considérable que lors de la première saignée locale ; le tartre stibié a produit quelques évacuations ; la fièvre, le gonflement et la douleur ont diminué ; la coloration persiste, mais pas de nouvelles phlyctènes. La température des orteils qui avait baissé se relève.

Les cataplasmes et le tartre stibié sont continués pendant huit jours encore, au bout desquels le malade n'a plus de fièvre et n'éprouve plus aucune douleur au pied, qui conserve cependant encore un gonflement considérable, quoique la peau ait repris sa coloration et sa température normales.

On supprime l'usage des cataplasmes ; on pratique quelques frictions avec une pommade au proto-iodure de plomb à faible dose 3 gr. sur 30). Les mouvements de l'articulation tibio-tarsienne sont faciles, et ne produisent aucune douleur. On immobilise pourtant le pied à l'aide d'un bandage très modérément serré, et le blessé conserve un repos complet pendant quinze jours encore après lesquels il a pu se lever et marcher en s'appuyant sur une canne.

Six semaines après l'accident, ce jeune homme reprenait ses occupations ordinaires, sans nul souvenir fâcheux de son redoutable accident.

Je ne saurais trop faire remarquer ici les prompts et heureux effets de la saignée locale ; c'est un moyen auquel on n'a peut-être pas assez souvent recours aujourd'hui qu'on devrait le faire, et nous verrons tout à l'heure, à propos d'une observation de corps mobile dans une articulation, nous verrons que le même moyen a parfaitement réussi pour conjurer les dangereux résultats d'une violente inflammation péri et intra-articulaire.

Mais relatons d'abord un second fait de luxation peu commune.

IV.

Une fille de service, jeune encore, petite et maigre, étant occupée le 30 septembre 1865 à choisir du vieux bois pour alimenter les feux auxquels une croyance peu raisonnée accordait des propriétés *purificatives,* généralement ambitionnées en temps d'épidémie, eut la malheureuse idée de vouloir défoncer un vieux baril en montant dessus. Le baril roula, la fit tomber, et en tombant du côté droit, le bord cerclé de ce baril vint violemment heurter le coude et l'avant bras au bord cubital, pendant que cette pauvre femme roulait par terre, et en avant avec toute l'impulsion acquise par le roulement du baril lui-même, et par les efforts qu'elle faisait pour se retenir, elle ressentit immédiatement une douleur très-vive au coude s'irradiant jusqu'à la main, l'avant-bras restant à demi fléchi sur le bras, avec impossibilité de se livrer au moindre mouvement sans augmenter la douleur.

Mandé une demi-heure après, je constate une luxation du coude en dehors, avec déplacement complet de l'apophyse olécrâne, qui paraît placée en face de la rainure qui sépare le condyle de la trochlée; quant à l'extrémité supérieure du radius, elle contourne l'extrémité humérale, et on la sent un peu au dessous et presque en avant de l'épicondyle. Je n'insisterai, ni sur l'élargissement de la surface articulaire, ni sur les autres signes caractéristiques de la luxation, ce qui précède pouvant suffire.

Nous ne fûmes pas sans éprouver quelque inquiétude par rapport aux difficultés que pouvait présenter la réduction. Nous préférâmes cependant y procéder immédiatement et sans aide; plutôt que d'attendre et d'augmenter les difficultés par le gonflement consécutif inévitable. Voici comment nous nous y somme pris: En immobilisant l'extrémité inférieure de l'humérus à l'aide de notre main gauche, nous avons de la main droite fait exécuter quelques mouvements modérés de pronation et de supination à l'avant-bras luxé que nous avons ensuite abandonné dans la demi section. Plaçant alors notre région palmaire droite au-dessous du pli du bras et glissant le pouce sur le bord externe de l'apophyse olécrânienne, nous avons poussé l'avant-bras un peu en arrière et en dedans, pendant qu'avec la racine de l'index nous tâchions de faire contourner par l'extrémité radiale le rebord de l'épicondyle. Après quelques tentatives infructueuses, un mouvement brusque, accompagné d'un léger ressaut, a complètement réussi, et le bruit caractéristique du retour des surfaces articulaires à leur place s'est fait entendre à notre très-grande satisfaction.

Les suites ont été des plus bénignes, et après un prudent repos, cette fille a pu reprendre les opérations ordinaires d'une femme de chambre.

V.

Dans le courant de la même année 1865, j'ai observé, à peu de distance l'un de l'autre, deux faits de polypes uréthraux, chez deux femmes d'âge différent, dont l'une veuve et l'autre encore fille. Les observations de cette nature n'étant pas communes, nous relaterons les nôtres avec quelques détails.

Madame veuve A..., âgée de 54 ans, n'ayant jamais eu d'enfants, et ayant traversé la période de la ménopause à l'âge de 48 ans sans accident notable, souffrait depuis huit ou dix mois d'une grande gêne dans la miction, accompagnée d'un sentiment de brûlure avec pesanteur et chaleur à la région hypogastrique; elle avait en outre remarqué, non sans effroi, nous a-t-elle dit, que lorsque les douleurs étaient très-vives au moment d'uriner, il s'écoulait un peu de sang qu'elle croyait provenir des voies utérines. Ce n'est qu'au mois d'octobre qu'elle se décide à nous parler de ses souffrances, mais sans vouloir consentir à se soumettre à une visite qui nous parut immédiatement indispensable.

Quelques bains de siége, des boissons adoucissantes n'ayant amené aucun soulagement, et la difficultés de la miction augmentant au point de ne plus pouvoir expulser quelques gouttes d'urine qu'après des efforts considérables, la malade se décida enfin à se soumettre à un examen direct qui nous permit de constater la présence d'un corps rouge, saignant et d'aspect fongueux, oblitérant complètement l'orifice uréthral, en arrière duquel il se trouve à la distance de dix à douze millimètres.

Il était neuf heures du soir; je remis au lendemain toute intervention chirurgicale, si elle était possible, et le 20 octobre, assisté de M. le docteur Lebas, je fis placer la malade en travers d'un lit un peu élevé et à plan dur, comme s'il se fût agi d'une opération de taille ou de lithotritie, et après l'avoir engagée à pousser fortement, comme si elle eût voulu se livrer à la miction, je tâchai à l'aide d'une sonde cannelée, pliée en crochet, de dégager la tumeur qui sortit en grande partie par l'urèthre, et qui me parut avoir le volume d'une noisette.

Pour éviter un saignement toujours gênant, et dans le but surtout de ne pas laisser dans le canal une portion de la tumeur, en m'exposant à déchirer celle qui était dehors si je l'eusse saisie avec des pinces à érignes, je commençai par jeter un petit ruban de fil ciré aussi loin que possible; je le serrai très-modérément et j'engageai mon aide à exercer une traction légère sur ce fil, pendant que je jetterais une seconde anse un peu plus loin.

A la troisième manœuvre de cette nature, j'eus la satisfaction de voir poindre le pédoncule de la tumeur, qui tenait à la face inférieure de l'urèthre à la profondeur d'un peu plus d'un centimètre, ainsi que je l'ai déjà dit. Je serrai fortement cette troisième anse de fil, un peu plus mince que les autres, et j'abandonnai la tumeur sans l'exciser, dans le double but d'éviter un peu d'hémorrhagie que la malade redoutait, et surtout pour pouvoir mieux m'assurer contre les chances d'une récidive, en favorisant l'atrophie de ce qui formait la base de la tumeur. Dès le lendemain, la malade ayant d'ailleurs gardé le lit, uriné sans trop de difficulté, la tumeur tomba par suite d'une légère traction exercée sur le fil; mais en m'aidant d'une pince à ressort et d'une petite sonde, je pus encore porter un crayon de nitrate d'argent sur la portion de muqueuse uréthrale qui avait servi de base d'implantation à la tumeur, et je cautérisai fortement.

J'ai pu constater, trois mois après, que l'urèthre ne présentait plus trace de la tumeur qu'on avait enlevée.

Deuxième observation. — A court intervalle du fait que nous venons de relater, je fus appelé dans un établissement de charité, pour voir une jeune femme, n'ayant jamais été mariée, excluant par sa position et par la nature de son caractère, tout soupçon peu avouable, et souffrant depuis plusieurs mois de douleurs atroces pendant la miction, douleurs qui étaient attribuées à une menstruation difficile. Une visite ayant été consentie, je pus constater, à l'entrée de l'urèthre, un corps lisse rougeâtre, allongé, représentant assez bien la forme d'un haricot de Soissons, implanté à la face inférieur et un peu externe de l'urèthre, à une profondeur moindre que celle de l'observation précédente. Je me décidai immédiatement à appliquer le même procédé opératoire qui m'avait précédemment réussi, et deux anses de fil suffirent pour attaquer la base de la tumeur, qui fut également cautérisée, sans laisser aucune trace dans le canal de l'urèthre qui a parfaitement repris ses fonctions.

Cette seconde malade s'était plaint également de *chaleur* et de *pesanteur à la région hypogastrique* : la miction était difficile, parfois impossible, et accompagnée d'une légère perte de sang. Mais en soulignant ces signes communs à nos **deux malades, je suis loin de vouloir les donner comme** symptômes tant soit peu caractéristiques d'une production polypeuse dans l'urèthre, et en voici la preuve.

Tout dernièrement, une jeune femme de 25 ans, n'ayant eu qu'un enfant, aujourd'hui âgé de quatre ans, parfaitement réglée, jouissant d'une excellente santé, ayant seulement l'habitude aussi commune que mauvaise de garder outre mesure le besoin d'uriner, nous fait part de douleurs vives qu'elle éprouve avec chaleur et pesanteur à la région hypogastrique, accompagnée d'une grande difficulté d'uriner et d'une cuisson insupportable pendant la miction, dont le besoin se renouvelle sans cesse, alors même que la vessie ne contient que quelques gouttes de liquide. La similitude des symptômes subjectifs me fit supposer qu'il s'agissait peut-être encore d'un corps polypeux dans l'urèthre et il y avait là en effet un corps étranger, mais ce n'était pas un polype.

N'ayant en effet rien trouvé à l'entrée de l'urèthre, j'introduisis avec précaution une sonde en argent qui porta bientôt sur un gros gravier, ayant le volume d'un petit pois coupé à angles plus ou moins aigus, et qu'il fut pourtant très facile d'extraire à l'aide de la curette de Leroy d'Étiolles.

VI.

Un ouvrier tonnelier dans la force de l'âge, entre à l'Hôtel-Dieu, service de la Clinique, au commencement du mois de juin 1865, atteint d'un léger érysipèle de la face et se plaignant en même temps d'une douleur sourde au genou gauche.

L'érysipèle ayant promptement guéri, nous nous livrâmes à un examen minutieux de l'état du genou, dont les douleurs sourdes et intermittentes dataient de dix ans environ et d'une chute faite sur le bord tranchant d'un escalier. Il ne fut pas difficile de constater la présence d'un corps mobile interarticulaire, se présentant parfois en dehors et un peu en arrière du condyle fémoral externe, place où il était extrêmement difficile de le fixer. Au dire du malade, en disparaissant de cette position, le corps mobile se dirigeait en dedans de l'articulation, où nous n'avons jamais pu le percevoir. Après avoir, par les moyens ordinairement employés, placé le malade dans les meilleures conditions possibles, nous avons tâché par la méthode sous-cutanée à l'aide du procédé de Goyrand, d'attirer le corps mobile hors de l'articulation, et de le placer aussi haut que possible au dessus du cul-de-sac latéral externe de la séreuse sous rotulienne, dans l'espérance qu'il pût y être résorbé avec le temps, ainsi que j'en ai vu un exemple.

Il ne me fut possible d'atteindre le but proposé, ni à la première, ni à la seconde tentative, entreprise un mois après la première, et lorsque tout symptôme inflammatoire avait disparu. On aurait dit qu'un lien élastique ramenait le corps mobile dans l'articulation dès qu'on l'abandonnait lui-même à une distance quelconque du condyle.

Cependant, dans les derniers jours du mois d'août, nous avons enfin réussi à maintenir le corps mobile à une distance de huit centimètres du point où il se plaçait tout naturellement, et, après deux mois d'attente, ne constatant dans ce corps aucune espèce de diminution, le malade craignant toujours qu'il ne regagnât son premier gîte dans l'articulation, et éprouvant quelque gêne dans les mouvements du vaste externe, j'eus recours au second temps de l'opération, et j'enlevai ce corps, en procédant toujours d'après les bénéfices promis par la méthode sous-cutanée. Il ne fut pas difficile d'arriver sur l'ennemi, mais je ne saurais comparer la difficulté de son enlèvement, quoique nous l'eussions saisi dans le sens le plus favorable à son extraction, qu'à celle qu'on éprouve en voulant enlever un clou dont la pointe est rabattue au-dessous d'une planche.

J'y parvins cependant, et le corps enlevé présente la plupart des caractères anatomiques d'un fragment de cartilage, ayant quatre centimètres de longueur sur deux centimètres et demi de largeur, une surface lisse, légèrement concave, comme ratatinée, et une surface convexe, rugueuse, mamelonnée.

Les difficultés offertes par les diverses phases de cette petite opération me firent supposer que ce corps mobile avait contracté des adhérences avec un prolongement de la séreuse, implantée pour ainsi dire entre ses divers mamelons, et cette circonstance devait inévitablement apporter à l'opération des conséquences d'une certaine gravité. C'est en effet ce qui est arrivé. Une inflammation épouvantable s'est déclarée trois jours après dans l'articulation et autour d'elle. Cette inflammation n'a cédé qu'à l'application successive de quatre vingts sangsues, prescrites en deux fois et placées par moitié à quelques centimètres au-dessus et au-dessous de l'articulation.

Grâce à cette double saignée locale, aidée probablement aussi par l'usage du tartre stibié en lavage, prescrit malgré l'épidémie cholérique régnant dans les salles voisines, nous avons obtenu ici, comme dans le fait signalé à propos de la luxation de l'astragale, un résultat excellent. L'inflammation s'est bornée, et malgré un abcès qu'il a fallu ouvrir le 20 octobre, en dehors et en arrière du tendon du vaste externe, la guérison a été complète, et les fonctions de l'articulation nullement compromises.

Je ne saurais donc trop insister sur les avantages offerts par les saignées locales appliquées *larga manu*, lorsqu'il s'agit de traumatisme grave, et M. Verneuil a eu parfaitement raison de dire dans une récente discussion à la Société de Chirurgie, à propos des plaies pénétrantes du genou, que, bien à tort, les saignées locales étaient par trop tombées en désuétude.

Il est incontestable que dans les grands traumatismes, le travail congestif local, ce que l'on peut appeler la fièvre locale, avec une si grande augmentation de caloricité, n'est nullement en rapport et contraste même avec l'état de débilitation ou de prostration générale offert par le malade. Qu'on s'abstienne de saignée générale, cela se conçoit et doit s'approuver souvent, mais on pourrait être moins avare d'une débilitation locale, qui, en définitive, diminue la congestion, abaisse la caloricité, et amoindrit par cela même les fâcheuses chances de l'inflammation suppurative, ou la maintient du moins dans des limites plus restreintes. Ces moyens d'ailleurs suppriment à peu près l'élément douleur, et l'étude des actions réflexes ne nous laisse pas ignorer les incontestables avantages de cette suppression. Seulement et pour ne pas manquer le but, il s'agit d'user de ce moyen sans parcimonie.

J'ajouterai à ce qui précède que c'est le cinquième corps mobile inter articulaire que j'ai rencontré, et dans tous ces cas il y avait eu chute ou forte contusion préalable, ce qui laisserait supposer que dans tous ces cas, à l'exemple du fait que je viens de relater, le corps était dû au brusque détachement d'une parcelle épiphysaire. Je ne veux pas dire par là que telle soit invariablement l'étiologie de tous les corps mobiles inter-articulaires, mais enfin la coïncidence est utile à noter, même en présence de la nouvelle doctrine émise à ce sujet par M. Panas, et qui a reçu une nouvelle confirmation par une pièce pathologique fort intéressante soumise tout dernièrement à la Société de médecine de Marseille par notre distingué confrère M. le docteur Queirel.

Du reste, en admettant même que ces corps mobiles inter-articulaires fussent toujours de véritables arthrophites, formées d'abord dans les petits appendices frangiformes des séreuses, il resterait encore à décider si un choc ou une contusion antérieure n'est pas nécessaire au travail morbide générateur de ce produit.

VII.

Rien sans doute n'est plus commun que les kystes sous-cutanés, vulgairement appelés loupes, et rien n'est plus aisé que les petites opérations qu'ils réclament. Je puis compter par centaines le nombre des kystes de tout volume que j'ai dû enlever dans l'espace de vingt ans. Tant en ville que dans les hôpitaux, je me suis constamment servi de l'instrument tranchant; je n'ai eu à redouter qu'une seule fois les accidents consécutifs à un érysipèle; et encore s'agissait-il d'une énorme loupe placée à l'angle externe de l'orbite (région peu propice aux opérations de ce genre), chez un jeune homme couché dans la grande salle Saint-Louis de l'ancien Hôtel-Dieu. La guérison fut complète, mais on n'y parvint pas sans peine.

Je profiterai aussi de cette occasion pour ajouter que, pour ces petites opérations parfois douloureuses et souvent trop redoutées par ceux qui doivent les supporter (comme, par exemple, tout dernièrement encore chez un officier de marine auquel j'ai enlevé un kyste implanté sur la face interne de l'articulation métatarso-phalangienne du gros orteil), de même que pour l'ablation de l'ongle incarné, j'ai très souvent recours à l'anesthésie locale à l'aide du mélange d'Arnott. Or, à l'exemple de MM. Velpeau, Guersant et Perrin, j'ai obtenu d'excellents résultats de cette réfrigération instantanée, et je n'ai jamais vu survenir ni ces douleurs atroces, ni aucun des accidents plus graves encore signalés par M. Labbé. (*Société de chirurgie, séance du 14 mars* 1866).

Il est cependant quelques-unes de ces tumeurs qui occupent des régions peu sujettes au développement des productions morbides de ce genre, et qui peuvent, si ce n'est augmenter les difficultés de l'opération, rendre au moins le chirurgien un peu plus hésitant. Les deux faits suivants nous semblent appartenir à cette catégorie.

Il y a quelques années, un négociant, jeune encore, d'un tempérament sanguin et d'une sensibilité excessive, qui, hélas! a donné à son existence une terminaison tragique, vint me consulter pour une tumeur existant à la partie supérieure du pavillon de l'oreille gauche, exactement placée entre l'hélix et le bord libre de l'oreille externe, ayant la forme et le volume d'une grosse olive un peu aplatie. Le cartilage paraissait dédoublé, car la tumeur faisait autant de saillie en arrière qu'en avant. Cette tumeur avait une certaine transparence, n'était nullement douloureuse à la pression, ne pouvait se déplacer qu'en refoulant pour ainsi dire le contenu d'un bord à l'autre, n'occasionnait subjectivement aucune souffrance et n'avait motivé un appel à notre avis que par suite de l'augmentation de volume qu'elle avait acquise depuis un an, époque à laquelle on s'était aperçu de son existence. On ne se souvenait pas d'ailleurs qu'elle pût être attribuée à une contusion, ou à une violence quelconque.

Le malade voulant être débarrassé de cette tumeur, et se refusant d'une manière absolue à l'emploi de l'instrument tranchant, j'eus recours au moyen suivant: A l'aide d'un trocart explorateur de fort diamètre, je piquai la tumeur à sa partie la plus déclive et à sa face antérieure où la peau me paraissait plus tendue et plus mince qu'en arrière. Il sortit par la canule du trocart un liquide opalin et filant, en quantité suffisante pour remplir un petit dé à coudre. Par la même canule, j'injectai une petite quantité de teinture d'iode, étendue d'un tiers d'eau que je ne laissai en place que quelques minutes, et je badigeonnai les deux faces de la petite tumeur affaissée à l'aide de la teinture d'iode pure.

Pendant quelques jours, un peu d'inflammation érysipélateuse me fit craindre un abcès consécutif ; mais tout phénomène inflammatoire se dissipa bientôt ; la guérison fut complète, et l'on aurait dit, un an après, que le cartilage s'était reformé, si tant est qu'il eût été préalablement détruit par la tumeur. Toujours est-il que l'organisation des deux oreilles n'a plus offert, en apparence au moins, aucune différence.

J'ai eu à traiter un second kyste de même nature, placé presque au milieu de la langue chez une personne âgée, faisant le commerce du corail. La tumeur s'était développée dans l'espace de trois ans, avait acquis le volume d'une noisette et gênait un peu la parole et beaucoup la mastication.

L'épaisseur de l'enveloppe et l'impossibilité de constater une transparence quelconque dans une pareille région, ne me permettant pas de diagnostiquer avec une certaine exactitude la nature du contenu, ce malade se prêtant d'ailleurs avec courage à tout ce que je jugerais convenable de faire, après avoir fixé la pointe de la langue par la main gauche à l'aide d'un linge collant, j'incisai la tumeur d'arrière en avant avec un petit bistouri convexe. Il en sortit ici encore une humeur filante et opaline, que je ne puis mieux comparer qu'à celle formant le corps vitré. Avec les pinces, je pus ensuite arracher une bonne partie de la coque mince, mais fibreuse, qui enveloppait l'humeur, et avec un pinceau imbibé d'iode je badigeonnai le fond de la cavité, plus particulièrement sur la surface d'où je n'avais pu arracher une portion de l'enveloppe kystique adhérente.

Une légère suppuration très limitée et ne durant que quelques jours a été l'unique conséquence de cette petite opération, et la plaie artificielle s'est fermée sans laisser de trace.

Ces deux faits datent déjà de plusieurs années, et ce qui m'engage à les rappeler ici, c'est un troisième kyste à liquide filant et opalin que je viens d'enlever tout dernièrement en dedans et à gauche de la lèvre inférieure, chez un matelot américain. La tumeur avait acquis assez de volume pour causer quelque gêne dans la prononciation; d'ailleurs, disait le malade, la prompte augmentation de volume acquise dans les dernières semaines, comparativement à la lenteur de ses débuts, lui faisait craindre pour plus tard une opération plus considérable et demander par cela même à en être immédiatement débarrassé. Ici, j'ai adopté le procédé Jobert, dit par *embrochement*, c'est-à-dire qu'après avoir renversé la lèvre et fixé la tumeur, j'ai, avec un petit bistouri droit te étroit, embroché la tumeur selon son diamètre transversal. Elle s'est immédiatement vidée, et la rétraction de la muqueuse ayant laissé à découvert les bords de la poche kystique, ces bords ont pu être saisis avec une pince, et en permettre l'énucléation avec la plus grande facilité.

Une petite compresse imbibée d'eau fraîche, placée entre

les lèvres et l'arcade dentaire, a permis une très prompte cicatrisation, sans le moindre incident inflammatoire.

VIII.

Une dernière observation se rapportant à un cas peu commun d'obstétrique me paraît offrir quelque intérêt, et je l'ajoute à la petite série qui précède.

Lorsque en 1860, M. Jacquemier publia dans le numéro du 5 octobre de la *Gazette hebdomadaire*, un mémoire ayant pour titre : Du volume de la poitrine et des épaules du fœtus considéré comme cause de dystocie dans les présentations de l'extrémité céphalique, on crut généralement à un peu d'exagération de la part de l'auteur, malgré les observations dont il étayait son travail.

Le fait que nous allons relater apporte un nouvel appui à cette cause peu commune de dystocie, et le volume vraiment extraordinaire de l'enfant rend cette observation plus importante encore, par cela seul qu'il ne laisse aucun doute sur le trop puissant motif qui s'opposait à l'expulsion naturelle du fœtus.

Une bouchère, âgée de 34 ans, parfaitement constituée et ayant déjà eu trois grossesses et trois accouchements antérieurs après un travail un peu long, nous a-t-on dit, mais toujours parfaitement normal, devient enceinte pour la quatrième fois et ressent les premières douleurs avec trois ou quatre jours de retard seulement sur l'époque à laquelle elle pensait devoir accoucher. La sage-femme, qui l'assistait habituellement, est appelée auprès d'elle le 25 janvier, constate une présentation céphalique, et croit pouvoir promettre un accouchement aussi facile et aussi heureux que les précédents. Dans la nuit du 25 au 26, la tête s'engagea dans l'excavation pelvienne, mais malgré de violentes contractions utérines, elle ne put pas parvenir au-dessous du détroit inférieur ; et en vain la pauvre femme s'épuisait en efforts considérables et dangereux. Mandé le 26, à 9 heures du matin, je reconnais l'exactitude des renseignements fournis par la sage-femme, et prévoyant quelle peut être la principale cause qui retient les épaules au-dessus du détroit supérieur, alors que cette femme a déjà eu ses accouchements antérieurs à terme avec des enfants parfaitement constitués (ce qui exclut toute idée d'angustie pelvienne), je me décide sans perte de temps à appliquer le forceps, d'autant plus que, sous prétexte d'entretenir les contractions utérines au moment où elles semblaient s'épuiser, on avait administré deux prises de seigle, heureusement à faible dose.

L'application des deux cuillers ne fut pas bien difficile; mais en revanche, il fallut un redoublement d'énergie pour dégager la tête en dehors du périnée, et lorsque ce premier temps du travail artificiel fut obtenu, le tronc se trouvait immobilisé dans l'excavation pelvienne qu'il remplissait au point d'enlever tout espoir que l'accouchement pût être terminé par les seuls efforts de la nature.

Les deux index étant pliés en crochet, je tâchai de les appliquer simultanément aux aisselles, dans le but de diminuer, si je le pouvais, le diamètre transversal de la poitrine, mais je ne pus y réussir. J'introduisis alors alternativement les deux mains, tantôt la gauche pour l'épaule droite qui était en haut, tantôt la droite pour l'épaule gauche qui était en bas, et je tâchai de faire successivement avancer les deux épaules, la gauche surtout, dans le but de dégager d'abord les deux bras et de pouvoir ainsi obtenir plus facilement le tronc. Cette manœuvre a complètement réussi; les suites de couches ont été parfaitement heureuses pour la mère, sauf la nécessité d'un mois de repos absolu, et quant à l'enfant, né vivant, et parfaitement portant aujourd'hui encore, voici les dimensions qu'il offrait et le poids présenté quelques heures après la naissance: Enfant du sexe masculin; poids total, 8 kilogrammes et 460 gram.

Circonférence fronto-occipitale . . . . 40 centimètres
Circonférence occipito-mentonnière . 44 centimètres
Diamètre bi-acromial . . . . 17 centimètres
Circonférence des épaules . . . . . . 52 centimètres

Circonférence sous-axillaire . . . . . 51 centimètres

Une nourrice de la campagne à laquelle cet enfant a été confié, trois jours après sa naissance, a eu de la peine à se convaincre que ce fût un nouveau-né; et en réalité, peu d'enfants, même vigoureux et bien constitués, nous ont offert un pareil volume à l'âge de trois ou quatre mois.

Ce fait peut évidemment être classé dans la troisième variété de Jacquemier, ou pour mieux dire dans la réunion des deux variétés principales, puisque d'un côté, un premier obstacle à l'accouchement naturel a été très-probablement fourni par l'arrêt du tronc au détroit supérieur, lorsque la tête était dans l'excavation, et un second obstacle par l'arrêt du tronc dans l'excavation elle-même, après la sortie de la tête.

Enfin et comme complément d'un fait obstétrical, qu'il me soit permis d'ajouter un mot au compte rendu de la Société impériale de Chirurgie du 8 novembre 1865.

A propos de polydactylie, on a cité plusieurs exemples de doigts supplémentaires, et une discussion fort intéressante s'est engagée entre divers membres de la savante Compagnie, relativement à cette anomalie que les uns considèrent comme rare et que les autres trouvent encore assez commune.

Dans une période de vingt-cinq ans, ayant eu l'occasion d'examiner de près un assez grand nombre d'enfants nouveau-nés ou en bas âge, je n'ai rencontré que quatre fois des doigts surnuméraires : je devrais dire même trois seulement. Deux fois un petit pouce de la main droite, implanté à l'extrémité du métacarpe, et tellement bien développé, que je fus un moment indécis dans les deux cas, pour savoir lequel des deux il fallait enlever; et une fois un tout petit doigt annulaire, partant du repli palmaire métacarpo-phalangien. Quant au quatrième fait, il ne s'agissait que d'un semblant de petit doigt du pied gauche, tellement rudimentaire qu'il ressemblait plutôt à une production cornée, profondément implantée sous le derme près de l'articulation métacarpo-phalangienne. J'ai d'autant plus de doute aujourd'hui sur la véritable nature de ce prétendu petit doigt dont l'observation remonte à une dizaine d'années, que je négligeai d'en examiner alors les éléments constitutifs.

Ayant dû en effet enlever tout dernièrement une véritable production cornée crochue et pointue, placée à peu près au milieu de la langue et d'une longueur de un centimètre sur une base de la largeur d'une lentille, cette production m'a tellement rappelé l'autre, que je n'hésite pas à caser le quatrième fait parmi des produits n'ayant aucun rapport avec des doigts supplémentaires.

www.ingramcontent.com/pod-product-compliance
Lightning Source LLC
Chambersburg PA
CBHW071754200326
41520CB00013BA/3255